AF586344

# GUIDE PRATIQUE

POUR LE TRAITEMENT

# DES MALADIES CHRONIQUES

PAR LES PILULES DE

**Mathias LANG,**

DOCTEUR-MÉDECIN A MUNICH.

PRÉPARÉES, SELON SA FORMULE,

PAR SON FILS **Wilderich LANG,**

Heustrasse, N° 29, a Munich.

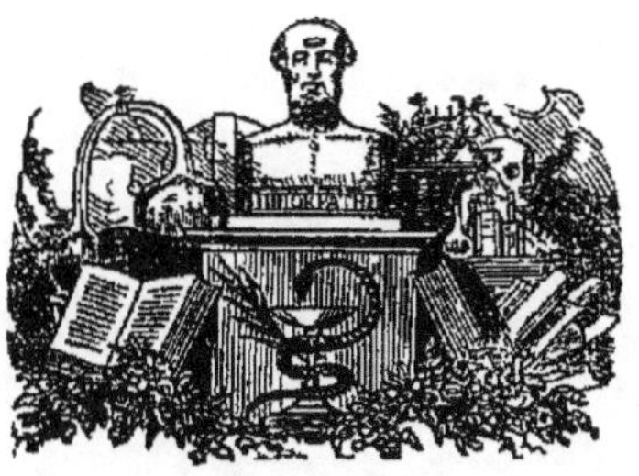

MONTPELLIER,

TYPOGRAPHIE DE PIERRE GROLLIER, RUE DES TONDEURS, 9.

1858.

## AVIS AUX MALADES.

Cette petite brochure est l'extrait succinct de l'ouvrage important de Mathias LANG, médecin à Munich. Elle doit servir de guide et d'instruction pour l'emploi des pilules préparées par Wilderich LANG, seul possesseur de la précieuse formule de ce médicament héroïque.

Pour mettre en garde le public contre les contrefaçons grossières et les falsifications dangereuses, et déjouer ainsi l'insigne mauvaise foi des contrefacteurs, chaque boîte de ces pilules porte le cachet et la signature de Wilderich LANG, Heustrasse, N° 29, à Munich.

# GUIDE PRATIQUE

POUR LE TRAITEMENT

# DES MALADIES CHRONIQUES

## PROVENANT DE L'ACRETÉ DU SANG ET DES HUMEURS,

## INSTRUCTION

sur la manière de faire usage des pilules de Mathias LANG, dans les maladies provenant de l'âcreté du sang et des humeurs.

## AVANT-PROPOS.

Pendant les longues années que le docteur Mathias Lang exerça la médecine, il eut toujours à remarquer que les maladies chroniques et invétérées provenaient, pour la plupart, d'une plus ou moins grande viciation du sang et des humeurs. Il chercha donc un remède qui pût s'insinuer dans les vaisseaux les plus fins et les plus subtils du corps humain, pour séparer de la masse des fluides les parties altérées et leur rendre ainsi leur pureté originelle, tout en rétablissant leurs fonctions ordinaires.

Ce ne fut qu'après de longues recherches qu'il arriva à découvrir ce remède dont l'efficacité est constatée par plus de soixante années de vogue toujours croissante.

Ces pilules agissent avec succès contre les maladies rhumatismales, les maux de tête, de reins, les courbatures, les crampes d'estomac, la goutte, les fièvres rebelles, les gonorrhées, la carie, les chancres et toutes les maladies d'origine syphilitique.

Leur action sudorifique et purgative les fait administrer aussi dans l'hydropisie, la jaunisse, les maladies cutanées; telles que dartres, gale et éruptions diverses.

Les fistules et les abcès sont traités avec avantage par cette médication spéciale.

Enfin, on lira, dans le petit nombre de certificats que contient cette brochure, des cas de cures remarquables, qui instruiront les malades tout en leur confirmant l'efficacité des pilules du docteur Mathias Lang.

## Manière de faire usage de ces Pilules.

Chaque individu étant plus ou moins susceptible à l'action des médicaments, il faut commencer par reconnaître la dose qu'il convient de s'administrer afin de ne pas irriter les intestins. Le nombre d'évacuations obtenues doit servir de base pour déterminer la quantité qu'il faut à chaque particulier.

Si une pilule ne donne pas deux ou trois selles, il faudra en prendre deux et augmenter même jusqu'à quatre, de deux jours l'un, mais JAMAIS par jour, *sans cependant dépasser ce nombre.*

C'est au moment de se coucher ou le matin, deux heures avant le déjeuner, qu'il est le plus convenable de prendre cette médication.

Les enfants en bas âge seront convenablement purgés par la moitié d'une pilule écrasée et mêlée à une petite quantité de miel, de confiture ou d'eau sucrée. Ceux de deux à huit et douze ans pouront arriver à une ou deux au plus, dose qui suffira pour obtenir de bons effets.

Dans tous les cas, on doit avoir soin de ne prendre de ces pilules que tous les deux jours, et si la quantité administrée, sans dépasser le nombre de quatre par jour, procure plus de 4 à 5 selles, il faut calmer les évacuations par un lavement de son ou de graine de lin. Il est même convenable de continuer ce moyen pendant quelques jours, pour éviter toute irritation intestinale.

## Régime à observer.

Pendant ce traitement, il faut suivre un bon régime et prendre principalement potages, viandes rôties, volailles et poissons.

Le pot au feu, au bœuf ou au bon mouton, est l'aliment le plus convenable ; mais pour constituer un bon repas, on doit y ajouter quelqu'autre mets substantiel.

Pendant le temps que les pilules agissent, il faut éviter les boissons spiritueuses, ainsi que la bière, le cidre, l'orgeat, la limonade, etc., etc. Une infusion de thé ou de menthe est plus convenable pour remettre l'estomac pendant l'effet purgatif.

## Précautions diverses.

Quoique le mode d'administration du remède en rende l'emploi extrêmement commode, il y a cependant quelques précautions à prendre.

Comme la transpiration est indispensable pour recouvrer la santé, surtout lorsqu'il s'agit de traiter des maladies chroniques, il ne faut rien négliger pour l'exciter et l'entretenir. Les sueurs purifient le sang vicié; c'est pourquoi, ceux qui souffrent de la goutte, de paralysie partielle, de rhumatisme ou de maladie vénérienne, doivent se garantir du froid et de l'humidité par les vêtements de laine et la flanelle sur le corps.

Il ne faut pas s'effrayer si les pilules du docteur Lang font suer abondamment, il faut au contraire chercher à entretenir les sueurs. La nature, aidée par le médicament, agit ainsi pour éloigner le mal et rendre la santé au malade. Ceux qui se serviront de ce remède comme préservatif contre la goutte, la paralysie, etc., etc., devront en faire usage au printemps et en automne de préférence à toute autre saison, et cela une fois ou deux au plus la semaine jusqu'à consommation d'une ou deux boîtes. Si par hasard, dans le commencement, elles faisaient naître des éruptions à la peau ou si elles augmentaient les douleurs, il ne faudrait pas pour cela les abandonner; car, dans aucun cas, leur emploi prolongé ne peut entraîner de suites fâcheuses. On devrait, au contraire, les continuer sans crainte aucune, ces signes indiquant que le remède produit son effet.

Il ne faut pas chercher à obtenir de nombreuses selles en augmentant le nombre de pilules; car, comme nous l'avons déjà dit, on ne doit dans aucun cas dépasser le nombre de 3 à 4, de deux jours l'un.

Les personnes du sexe devront en suspendre l'usage tant que dureront leurs menstrues. Ces pilules se conservent indéfiniment si l'on a soin de les tenir dans un lieu sec.

Le prix de la boîte de pilules est de 2 fr. 50 c.

Ce médicament se distribue *gratis* aux pauvres, pourvu que le malade soit muni d'un certificat constatant son indigence.

---

# ATTESTATIONS

## de MM. les Médecins et Pharmaciens.

Le remède du docteur Lang, reconnu par lui et par d'autres médecins comme médicament très-efficace dans les maladies vénériennes, m'a été d'un grand secours dans le traitement des différentes espèces de syphilis.

Wallerstein, 1er janvier 1811. WIEDEMAN, docteur-médecin.

Les pilules du docteur Lang que vous m'avez envoyées l'année dernière, ont été administrées avec plein succès à deux femmes infectées de mal vénérien.

Lauf, près de Nuremberg, 1813. Docteur MEINET.

L'année dernière, je fus frappé de paralysie, et quoiqu'âgé seulement de 35 ans et d'une forte constitution, je me vis pendant plus de neuf mois privé de mes membres. On était obligé de me donner à manger comme à un enfant; c'est dans cette triste situation qu'un de mes amis m'ayant parlé de votre remède, je me décidai à en faire l'essai. J'avais pris à peine la moitié d'une boîte que je me vis en état de remuer les pieds et les mains. Je continuai les pilules et je remarquai de jour en jour une amélioration sensible. Aujourd'hui, si ce n'était de la faiblesse dans les parties inférieures, ma santé est parfaite et je me vois capable de vaquer à mes fonctions.

Ramberg, le 27 novembre 1820.

WILDERMANN, chirurgien de bataillon au 2me régiment de hussards.

Depuis plusieurs années, j'administre à mes malades les pilules du docteur Lang contre les diverses maladies chroniques, et je ne puis que me louer de l'efficacité de ce médicament.

Augsbourg, 6 avril 1830. RITZ, médecin.

Je vous fais savoir que vos pilules m'ont rendu en bien peu de temps de grands services par les succès que j'en ai obtenus.

Bruggen, près St-Gallen, 3 juillet 1832.

J.-L. KRAEMLER, docteur en médecine.

Je soussigné certifie avoir guéri en bien peu de temps, par le remède du docteur Lang, 26 personnes infectées de mal vénérien invétéré. Je l'ai employé aussi avec plein succès contre diverses maladies chroniques, telles que la gale, la goutte et le rhumatisme.

Monheim, 11 août 1809.

Docteur DIEBOLD, médecin de la ville et du bailliage.

Le soussigné déclare qu'un grand nombre de personnes atteintes de maladies chroniques ont été guéries par l'emploi des pilules du docteur Lang. Il assure également, par sa propre expérience, qu'elles ne peuvent jamais être nuisibles lorsqu'elles sont administrées à des doses convenables.

Mayence, le 1er septembre 1833.

De LIEBLER, ci-devant pharmacien de la Cour.

Le soussigné atteste qu'il a vu un grand nombre de personnes se traiter par les pilules du docteur Lang, et que ce médicament a toujours satisfait l'attente des malades.

St-Gallen, 7 octobre 1833. Dav. REUTINER, pharm.

Je témoigne que, durant plusieurs années, j'ai vu bon nombre de malades se servir des pilules du docteur Lang et obtenir de très-bons résultats.

Wechselburg, 7 octobre 1833. Ernest GROH, pharmacien.

Je déclare que, pendant treize ans, j'ai ordonné les pilules du docteur Lang pour combattre les scrofules, les nécroses, les glandes engorgées, les ophthalmies les plus violentes et que j'ai toujours constaté de très-bons résultats de leur emploi.

J'ai guéri une fille de quatre ans d'une nécrose scrofuleuse de l'os frontal et un garçon de dix ans atteint d'une nécrose dans l'articulation du genou.

Dans le rachitisme, elles m'ont encore parfaitement réussi, ainsi que pour faire cesser des abcès lymphatiques d'une étendue considérable.

Comme cure merveilleuse, je dois signaler celle d'un enfant de deux ans guéri d'une hydrocéphale, dont le crâne était développé du double et qui n'avait plus la faculté de voir ni de marcher.

Les exanthèmes chroniques par diathèse scrofuleuse et les tumeurs purulentes aux pieds et aux jambes ont été traités avec plein succès par cette médication. Une femme de 52 ans et un paysan furent guéris en très-peu de temps d'une arthritis chronique dépendant en grande partie d'un excès d'alimentation, par le seul emploi de ces pilules.

Elles rendent encore de grands services pour combattre les hémorroïdes et les constipations opiniâtres.

Mes succès m'autorisent à recommander à MM. les Docteurs en médecine l'emploi des pilules selon la formule du *Docteur Mathias Lang*, dont M. *Wilderich Lang* est seul propriétaire, et nul doute qu'ils ne soient confirmés dans la vérité de mes propres expériences.

Munich, le 27 juillet 1857.

Docteur BRAUN, médecin des pauvres.

---

## Certificats de guérisons.

Je souffrais depuis dix ans d'un rhumatisme articulaire et j'étais privé de la faculté de mes membres, ce qui me faisait désirer la mort, lorsque l'un de mes amis me parla des pilules du docteur *Mathias Lang*.

Les Médecins me regardaient comme incurable ; je n'hésitai pas à suivre ce traitement, et, après quatre ou cinq semaines, je me trouvai si bien, qu'il me fut possible de reprendre mes occupations. J'ai la certitude que je ne dois mon rétablissement qu'aux propriétés spéciales de ces pilules ; j'en exprime ici ma vive reconnaissance, et cela afin que ceux qui souffrent soient engagés à prendre ce remède que je regarde comme héroïque.

Kriegshaber, près d'Augsbourg, 24 avril 1815,

Joseph MUHR, marchand.

Depuis ma guérison par les pilules du docteur *Lang*, qui date de l'an 1815, je jouis d'une santé parfaite quoiqu'âgé de 86 ans.

Kriegshaber, près d'Augsbourg, 3 août 1853.

Joseph MUHR, ex-marchand.

Le certificat de Joseph Muhr est fondé sur la vérité.

Kriegshaber, le 3 août 1853. Docteur KOHN, médecin-praticien.

Vu pour la légalisation de la signature de *M. Kohn*, docteur en médecine. SCHAERTEL, maire.

En 1808, *Xavier Waltel*, fils en bas âge d'un savonnier de cette ville, était perclus de tous ses membres depuis trois ans ; malgré tous les remèdes employés, il n'y avait pas d'amélioration, lorsqu'il fit usage des pilules du docteur *Mathias Lang*.

D'après le témoignage des parents, la guérison fut radicale, et c'est pour confirmer cette déclaration que je délivre ce certificat.

Landshut, le 20 mars 1810. De DENK, juge de la ville.

A la réquisition du docteur *Lang*, exerçant alors la médecine à Noerdlingen (Bavière), avons fait comparaître devant nous la veuve *Anne-Marie Saumin*, cordière en cette ville, pour l'interroger touchant la guérison de son fils, âgé de neuf ans.

Elle a déclaré que le docteur *Mathias Lang* avait guéri son enfant, atteint d'ulcères avec carie aux coudes et aux pieds. Les cicatrices des bras, au nombre de dix, et celles des pieds démontrant la vérité de cette déposition, comme nous nous en sommes convaincu par nous-même, nous avons délivré cette attestation authentique, munie du sceau du bailliage et de notre signature.

Kitzingen, le 29 août 1811.

SIXTUS, m. p., bailli au bailliage du grand Duc de Wurzbourg.

Nous soussigné, maire de Pflamloch, certifions que plusieurs enfants d'ici, affectés de fièvre scarlatine et de rougeole et qui étaient dans un état désespéré, ont été guéris par les pilules du docteur *Lang*.

Pflamloch, royaume de Wurtemberg, le 15 avril 1814.

Joseph KOEHLE, maire.

Depuis dix-sept ans j'étais cruellement tourmenté par une maladie nerveuse, qui me tenait souvent au lit. Les médecins ne trouvant pas un remède pour me soulager, je fis usage des pilules du docteur *Mathias Lang*, et je me vis dans peu de temps délivré de toutes mes souffrances.

Jean CADAR, maître-menuisier.

Je certifie véritable la signature de *Jean Cadar*, maître-menuisier, apposée ci-dessus.

Strasbourg, en décembre 1816. EHRMANN, commissaire de police.

Pendant près de six ans j'ai souffert de crampes dans l'estomac qui avaient succédé à des douleurs rhumatismales.

Non-seulement je n'avais pas d'appétit, mais encore je vomissais les aliments légers que je mangeais, ce qui épuisa bientôt mes forces.

Ce fut en ce moment que je fis usage des pilules du docteur *Lang*, et elles produisirent sur moi un tel effet, qu'en peu de temps je fus parfaitement rétabli.

Strasbourg, le 13 décembre 1813. HEUGEL, maître-tailleur.

Je certifie véritable la signature ci-dessus.

Strasbourg, le 23 décembre 1813.

EHRMANN, commissaire de police.

Il y a environ vingt ans que je fis une chute et me cassai la jambe droite. Cet accident avança l'époque de mes couches, et mon lait se porta même sur la partie affectée et y occasionna un abcès qui a suppuré depuis cette époque.

On m'avait fait une opération très-douloureuse qui, loin d'améliorer mon état, l'aggrava en déclarant chez moi une hydropisie générale et m'obligeant à garder le lit.

Je désespérais tout-à-fait de ma guérison, lorsque le docteur *Lang* me conseilla son remède qui me rétablit complètement et de l'hydropisie et de l'abcès qui m'était venu au pied.

Strasbourg, 19 février 1818. M.-Anne ROLSERI.

Je certifie véritable la signature de *Marie-Anne Rolseri*.

EHRMANN, commissaire de police.

A la suite d'un rhumatisme, je me vis pendant deux ans perclus du bras droit; je souffrais aussi de la goutte, de la gravelle et des hémorroïdes.

Après avoir consulté un grand nombre de médecins qui me conseillèrent une foule de remèdes infructueux, un de mes amis me parla des succès obtenus par le traitement du Dr. *Lang*. Au mois de mai, je commençai à prendre de ces pilules et je continuai jusqu'à ce que j'ai été rétabli.

Vienne, le 16 décembre 1819. MAX, *comte de Kollonitz*.

En 1810, m'étant refroidi à la chasse, je vis la suppression de mes hémorroïdes et fus pris dès ce moment d'un malaise général qui m'enleva l'appétit et le sommeil. Mes forces disparurent, et, malgré les soins et les remèdes conseillés par mon médecin, le mal empira et je vis même apparaître des fistules. J'eus recours alors aux pilules de M. le docteur

*Lang*, et, en moins de dix mois, je n'eus ni fistules, ni hémorroïdes, ni malaise, et jouis depuis d'une bonne santé.

Vienne, le 25 décembre 1819.

François de PAUL, *comte Zichi de Vasonko*, capitaine.

Mon enfant, à peine âgé de deux ans, souffrait d'un mal aux yeux qui l'empêchait de voir la lumière.

Les oreilles suppuraient et formaient avec le menton une seule croûte de mal. Après lui avoir donné une pilule du docteur *Lang* tous les deux jours, pendant quelque temps, il se trouva parfaitement rétabli.

Klingental, le 5 octobre 1820. Charles-Frédéric POTSCHER.

Je viens vous annoncer les effets admirables de vos pilules. Ma fille, privée de l'ouïe d'une oreille depuis quelque temps, avait à peine fait usage de votre remède qu'elle éprouvait du soulagement. Cependant, avant d'avoir reçu votre médicament, le mal était empiré au point qu'elle commençait à ne plus rien entendre de l'autre oreille.

J'avoue que vos pilules font des cures merveilleuses auxquelles je suis forcé de croire par l'évidence. Je ne comptais que sur le retour de l'ouïe de l'oreille moins affectée et je pensais que l'autre était atteinte d'une maladie incurable, cependant ma fille entend déjà parfaitement de ses deux oreilles.

Les crampes d'estomac de ma femme ont aussi diminué depuis qu'elle fait usage de vos pilules. Je me flatte qu'en continuant l'usage de votre traitement, elle arrivera à la santé.

Pétersdorf, près du Gross-Glogau dans la Silésie-Inférieure, le 23 janvier 1821. HAUPT, bailli.

En l'an 1818, mon fils, alors âgé de huit mois, se refroidit par la négligence de la nourrice, après avoir été vacciné.

Une fluxion se déclara au genou et fut suivie d'abcès. Le médecin me fit l'aveu, après un traitement de quatre à cinq semaines, qu'il n'espérait pas rendre l'entière faculté de cette jambe au petit malade. Dans mon désespoir, j'eus recours aux pilules du docteur *Lang*, dont j'avais entendu parler, comme à un pis-aller.

Le quatrième jour, l'enfant se trouva mieux et le septième il pouvait facilement plier le genou. Il survint alors autour de l'abcès une infinité de petites éruptions semblables à celles de la petite vérole ; petit à petit le mal disparut, et depuis lors l'enfant jouit d'une bonne santé.

Fait au chateau de Züls, dans la Silésie Prussienne, le 23 mai 1819.

Antoine-Marie comte MATUSCHKA, de TOLOPEZO,
le baron de SPOETGEN.

Je souffrais de la pierre depuis plusieurs années, lorsqu'il me fut conseillé de faire usage de vos pilules.

Les 6, 8 et 10 décembre, je pris une pilule le soir, et, à la troisième dose, je fis avec les urines plusieurs petites pierres dont une comme une lentille. Je continuai le même traitement, et, le 7 janvier, je rendis une autre pierre de la grosseur d'une petite fève. Les 22 et 23 du même mois, je trouvai au fond de mon vase de nuit d'autres petites pierres.

Depuis lors, je n'ai plus vu de morceaux de pierre et je me crois complètement guéri, urinant maintenant avec toute facilité. Les fistules que j'avais à la verge ont disparu et les selles sont faciles. Enfin, je me sens tout à fait rétabli.

Presbourg, le 9 février 1821. Paul, comte SZAPAKY.

A l'âge de 60 ans, je fus attaqué d'un coup d'apoplexie qui me paralysa les deux bras. Les remèdes conseillés par mon médecin n'agissant pas avantageusement, je fis usage des pilules du docteur *Lang*, en suivant ponctuellement tout ce que ce docteur m'avait prescrit. Au bout de huit mois de traitement, j'ai pu aller travailler comme de coutume.

A Wulzbourg, le 21 octobre 1821.

Frédéric KNOELLER, maître-menuisier.

Ont signé comme témoins : MOLL, curé de Wulzbourg,

Le baron de WERNDLE, commandant de la forteresse.

J'étais paralysé des deux jambes au point de ne pas pouvoir me tenir debout. Tous les remèdes ne produisant aucun effet sur moi, je mis mon espérance en vos pilules. Je n'avais pas pris les deux tiers de la boîte que je me sentis mieux, et je suis arrivé à ma guérison complète en continuant mon traitement pendant quelque temps.

Indersdorf, le 5 mai 1822. Joseph MORCHER.

J'atteste la vérité de ce certificat.

S. Gr. SPREZY, propriétaire.

Je souffrais depuis quinze ans d'un ulcère au pied, l'usage de vos pilules continué jusqu'à la cinquième boîte m'a rendu la santé.

Breslau, le 8 juillet 1826. Jean-Louis BOHM, marchand.

Depuis plusieurs années, je souffrais d'un ulcère à la jambe avec carie de l'os. Croyant le mal incurable, j'étais décidé à me laisser faire l'amputation, lorsque le traitement par les pilules du docteur *Lang* me rendit la santé.

Erlangen, le 26 septembre 1826. Chrétien SCMIDT.

Je souffrais depuis vingt ans, tantôt de crampes d'estomac, tantôt de vertiges; tantôt d'hémorroïdes et même de douleurs de reins. Les soins de mon médecin n'obtenaient aucun succès, et ce ne fut que l'usage des pilules de M. le docteur *Lang* qui effectuèrent ma guérison.

Jambourg, au gouvernement de Pétersbourg, le 19 janvier 1830.

Charles de THIESENHASEN, jeune.

Madame Joséphine Luttner, épouse d'un horloger d'ici, souffrait depuis onze ans d'un ulcère au pied. Les ordonnances des médecins étaient sans succès, et ce ne furent que les pilules du docteur *Lang* qui effectuèrent sa guérison.

C'est ce que j'affirme.

Kemnath, au royaume de Bavière. HALLER, curé.

Ma fille, âgée de 16 ans, fut atteinte des premiers symptômes de la danse de Saint-Guy.

Une pilule du docteur *Lang* prise le soir, toutes les 48 heures, fit disparaître les menaces de cette terrible maladie. Un état fébrile se déclara plus tard, et la continuation de ce médicament suffit pour le faire cesser.

Moi-même, souffrant de douleurs rhumatismales, je fis usage de ce traitement, et fus guéri en peu de temps.

C'est ce que je certifie, moi.

Breslau, le 1er mars 1837.

Benjamin-Auguste FUHRMANN, marchand.

Mon fils, atteint de rachitisme, fut guéri par les pilules du docteur *Lang*.

Doebeln, le 28 novembre 1837. Traugott FRANKE, maçon.

Je certifie que la fille du sieur Joseph Zaenker, âgée de 14 ans, a été guérie d'une nécrose à un pied, par l'usage prolongé des pilules du docteur *Lang*.

Schweidnitz, le 2 septembre 1839. FRAQUE, pasteur de la ville.

Plusieurs de mes enfants ont été guéris de fièvre continue par les pilules du docteur *Lang*.

Mersebourg, le 13 janvier 1840.

FRISCHBIER, secrétaire de la régence.

Ma femme a été guérie d'une fièvre rebelle à tous les autres médicaments par les pilules du docteur *Lang*.

J'ai vu aussi ces pilules agir avec plein succès dans une maladie vénérienne.

Milan, le 29 janvier 1840. Dr. STARZ.

Ma vive reconnaissance me fait un devoir de vous adresser cette attestation de l'Orient à l'Occident. Seize mois se sont écoulés depuis que j'ai été envoyé dans ces lieux sacrés pour donner mes soins aux ecclésiastiques malades, qui demandaient depuis longtemps un médecin. Vos pilules ont mérité mon approbation dans les cas de fièvre rebelle et dans les hydropisies chroniques; elles ont agi aussi avec succès contre les affections scorbutiques et les embarras du bas-ventre.

Je ne vous citerai pas tous les cas en particulier, mais je me fais un doux devoir de vous donner la preuve des succès que j'ai obtenus et que j'obtiens tous les jours avec vos pilules.

Jérusalem, le 11 septembre 1841. Frère LUCA, de Venise.

Ma fille était atteinte de fièvre scarlatine grave et le médecin en donnait peu d'espoir, lorsque je lui fis prendre vos pilules qui lui rendirent la santé.

Berditcheff, 20 novembre 1841. Rudolf JENNY.

J'étais paralysée du bras droit; j'avais un ulcère au bras gauche et à une jambe, et les Médecins me regardaient comme incurable, lorsque je fis usage de vos pilules, qui me guérirent complétement après un traitement continué pendant trois mois.

Steinkirchen, 1er septembre 1845. Barbara WILHEM.

Pendant trois ans j'ai souffert de maladie arthritique ou rhumatisme goutteux. Tous les médicaments étaient sans résultat, lorsque je fis usage de vos pilules, qui me rétablirent complétement au bout de six mois.

Hilgertshausen, 21 février 1846. Alois GREGER, charpentier.

C'est ce que j'affirme. Leonhardus HACKER, curé.

En 1820, ma fille, alors âgée de dix ans, fut atteinte d'un engorgement au pied et au genou qui dégénéra, sur cette dernière partie, en abcès gangréneux. Les Médecins la regardaient comme perdue, lorsque je fis usage des pilules du docteur *Lang*. L'amélioration se déclara; mais ce ne fut qu'après avoir employé pendant quatre ans et demi ces pilules, que l'ulcère au genou a cessé de couler et que ma fille a été guérie.

Eisfeld, le 27 mai 1846. Erneste-Frédéric EYMESS.

Pendant un an et demi j'ai eu des attaques qui me laissaient dans un état de démence tel, que je perdais connaissance des plus grands dangers et que je sautais par les fenêtres d'un second étage.

Depuis que j'ai fait usage des pilules du docteur *Lang*, je n'ai plus ces sortes d'accès de folie.

Hegelhofen, le 28 mai 1848. Madeleine BAKALER.

Ce témoignage est certifié véritable. Léonhard BISCHOFF, maire.

Ma femme souffrait depuis quatre ans de la goutte. L'unique emploi des pilules du docteur *Lang* a suffi pour rétablir sa santé et lui permettre de reprendre ses occupations habituelles.

Ellingen, le 15 décembre 1848.

Abraham BAUERFREUND, marchand.
Malka BAUERFREUND.

Pendant trois ans j'ai souffert d'endurcissement au foie et d'engorgement dans le mésentère.

Les pilules du docteur *Lang* m'ont guéri de ces maux et m'ont même fait rendre beaucoup de gravelle avec les urines.

Depuis je jouis d'une bonne santé.

Munich, le 16 septembre 1851.

Paul WANNER, capitaine de cavalerie.

En 1824, après avoir gardé de l'engourdissement dans une jambe à la suite de couches, il se forma un petit abcès auprès du talon.

Je gardai pendant près de trente ans ce petit ulcère, et ce n'est que l'an dernier que je commençai de prendre les pilules du docteur *Lang*, qui m'ont guéri.

Les crampes d'estomac dont souffrait ma fille ont été calmées par ces pilules.

Kleinragwitz, près d'Oschatz, au royaume de Saxe, le 27 novembre 1854. Chrétienne SACHSE, veuve.

Vu pour la légalisation de la signature de Mme Chrétienne Sachse,

*Le Maire de Kleinragwitz*,

Frédéric-Auguste KUHNE.

L'été dernier, une pauvre femme de ma succursale de Durweiller, nommée Christiana Huser, se présenta chez moi et me montra ses genoux, ayant une large plaie d'où s'écoulait du sang et du pus liquide comme de l'eau. La faiblesse générale de ses membres, les vertiges et les paroxysmes qui survenaient chaque mois, la laissaient sans connaissance des journées entières et la rendaient incapable de gagner sa vie; elle était pour ainsi dire dans l'agonie continuelle. Tous les soins médicaux qu'on lui avait appliqués avaient aggravé le mal au lieu de le diminuer; elle m'avoua qu'elle n'avait de confiance qu'aux pilules du docteur *Lang*, dont une femme, qui avait été guérie d'une même maladie, lui avait parlé. L'humanité de

M. *W. Lang* me permit de livrer gratuitement à cette malheureuse deux boîtes de ces pilules, et après trois mois de traitement, les vertiges cessèrent, les plaies des deux genoux se fermèrent et la menstruation reprit son cours régulier.

Cette pauvre femme peut aujourd'hui vaquer à ses occupations. C'est elle-même qui m'a raconté sa guérison, et sa joie est si grande, qu'elle ne cesse de parler de ses bienfaiteurs auxquels elle doit, avec l'aide de Dieu, son rétablissement. C'est ce que j'affirme par ce certificat, portant mon sceau et ma signature.

Pfarrer FUNZLER, à Pfalzgrafenweiller, 2 mai 1854.

Mon fils, âgé de 4 ans, fut pris d'ophthalmie grave à l'œil droit et le mal empira de jour en jour malgré le traitement bien suivi de son médecin. Un de mes amis, qui avait observé la maladie de mon jeune garçon, m'engagea en dernière ressource à lui administrer les pilules du docteur *Lang*, qu'il me procura même gratuitement, je suivis son conseil, et dans l'espace de 4 semaines le malade fut guéri au point de ne pouvoir distinguer l'œil malade du bien portant.

C'est ce que je certifie.

Scheer, le 20 novembre 1854. Auguste-Gustave SCHMID.

Je déclare que le certificat ci-dessus, délivré par le père de l'enfant traité par les pilules du docteur *Lang*, n'affirme que la vérité.

Scheer, royaume de Wurtembergg, le 20 novembre 1854.

paroisse royale, NIEBERMULLER.

Pour attirer l'attention des malades sur les pilules purgatives du docteur *Lang*, tout en rendant un hommage de reconnaissance et de vérité, je vais m'appliquer à décrire la terrible maladie dont j'ai été guérie par cette merveilleuse médication.

Avant d'être gravement malade, j'avais souffert pendant plusieurs années d'hémorroïdes avec hémorragie. En 1846, des pertes blanches se déclarèrent et m'affaiblirent énormément, la menstruation cessa d'avoir son cours régulier, et une inflammation intestinale m'obligea de garder le lit pendant onze semaines. Les médecins ne savaient plus qu'ordonner, le calomel employé au point de faire arriver la salivation, n'avait pas amélioré mon état; j'étais restée près de 40 jours sans aller à la selle, je souffrais de coliques affreuses, lorsqu'en désespoir, je me décidai à faire usage des pilules du docteur *Lang*. Je dois l'avouer, je n'aime point les remèdes secrets et ce n'est pas sans prévention que je me soumis à ce traitement.

Les deux premières pilules me firent avoir deux évacuations, le lendemain seulement, et, en continuant leur usage, je rendis du sang coagulé avec des matières fibreuses, mêlées de pus. Petit à petit les selles se régularisèrent, et, au bout d'une douzaine de jours, je fus assez bien rétablie pour pouvoir faire un voyage à Augsbourg. Huit jours plus tard j'eus une hémorragie utérine qui provenait sans doute de la longue suppression des règles et qui ne dura que deux jours.

Toutes mes souffrances cessèrent, et je me sentis revenir à la vie. Je dois donc à Dieu et à ce précieux médicament la santé dont je jouis aujourd'hui.

Ma servante eut une tumeur qui des malléoles remonta au genou. Cette malade, connaissant les succès obtenus par les pilules du docteur *Lang*, se soumit bien volontiers à cette médication; deux pilules tous les deux jours produisirent des évacuations abondantes, elle rendit même un ver solitaire fortement développé; la tumeur perdit sa sensibilité et se réduisit en une vésicule qui creva et forma une large plaie. Au bout de trois semaines, la plaie n'avait plus qu'une très-petite étendue et la suppuration était peu abondante.

Trois mois de traitement suffirent pour arriver à une guérison complète. C'est rendre un grand service à l'humanité, que de faire connaître, par ces déclarations pleines de vérité, les succès des pilules du docteur *Lang*. Je n'en conserve pas moins une vive reconnaissance à l'inventeur et propagateur de ce précieux médicament, tout en lui délivrant le présent certificat.

Munich, le 25 janvier 1855.

Creszens PENKMAYER, veuve, propre.
Joseph PENKMAYER, peintre.
Anna WEISDACKER.

J'étais passé par toutes les maladies de l'enfance et j'avais même eu une fièvre typhoïde des plus pernicieuses, lorsque des hémorroïdes se déclarèrent. J'avais un médecin capable qui connaissait parfaitement ma constitution et en qui j'avais une entière confiance; il me traita longtemps afin d'obtenir des hémorroïdes coulantes en place d'internes qui me faisaient beaucoup souffrir. Il ne put y parvenir, et j'arrivai, ainsi toujours tourmenté, à l'âge de 36 ans.

A cette époque survinrent des hémorragies hémorroïdales si abondantes, qu'il m'arriva plusieurs fois de tomber de faiblesse au milieu des rues.

On m'avait beaucoup parlé des pilules du docteur *Mathias Lang*, ce ne fut qu'à la suite d'une faiblesse qui me prit une après-midi, hors de chez moi, faiblesse si grande qu'on fut obligé de me porter à mon domicile et de me mettre au lit, que je me décidai en dernière ressource à faire usage de ce médicament.

Je suivis le traitement indiqué dans la brochure et ressentis bientôt du soulagement.

Les premières selles parurent enlever à ma poitrine un poids de cent livres et soulagèrent les parties intestinales. Cinq boîtes suffirent pour me rétablir complètement.

Ceci ce passait en 1819 et depuis lors je me suis toujours bien porté. Je suis dans ma soixante-douzième année, et je ne manque pas de prendre chaque printemps et chaque automne, une boîte de ces pilules si justement vantées. C'est pour rendre un hommage de reconnaissance à ce précieux remède, qui a rendu et qui rend encore à moi et à mes amis de si grands services, que je délivre ce certificat muni de mon sceau et de ma signature.

Munich, en avril 1856.

Nicolas NEUMAYR, administrateur de la bibliothèque royale.

Notre fils unique devint aveugle à la suite d'une fièvre scarlatine qu'il eut à l'âge de neuf mois.

Nous essayâmes plusieurs traitements qui durèrent quatre années de suite, mais tous sans succès...... quand tout à coup une brochure de M. le docteur *Lang* nous tomba entre nos mains; elle était ainsi intitulée: *Guide pratique pour le traitement des maladies chroniques provenant de l'âcreté du sang et des humeurs, par les pilules du docteur Mathias Lang, de Munich.....*

Nous fîmes donc venir demi-boîte de ces pilules, seulement comme essai.

Notre fils recouvrit la vue après en avoir pris quelques-unes; l'usage en fut continué, et depuis lors l'enfant s'est tout à fait rétabli. Nous sommes trop heureux d'être arrivés au résultat que nous avons obtenu; nos sentiments de reconnaissance envers M. le docteur Lang sont trop grands pour que nous puissions les lui exprimer; nous nous contentons seulement d'en remercier Dieu.

Ernest LERSCKSE, maçon.

Christine LERSCKSE, née WÉTIZ.

Certifié par Charles-Frédéric-Simon ROBERT, notaire dans le district de Glogau (Silésie).

Liégnitz, le 17 septembre 1857.

Je me fais un devoir agréable de vous communiquer que, parmi les guérisons variées qui ont été obtenues depuis trois ans par l'usage de vos pilules purgatives contre le rhumatisme, les hémorroïdes, les maux d'yeux et autres maladies, qui leur ont valu une réputation bien méritée et bien étendue; que parmi ces guérisons, dis-je, j'ai à vous en signaler une qui a fait grand bruit dans nos contrées. Un malade, sur lequel les Allopathes et les les Homæopathes les plus distingués d'ici faisaient de grands essais médicaux sans obtenir de résultat, a été guéri par vos pilules. C'est un jeune homme nommé Joseph Seiche, du village de Schande, qui souffrait d'un engorgement des jambes, avec des plaies ulcérées de la grandeur de la main. Les jambes étaient raides comme des bâtons et avaient une circonférence d'environ 30 pouces, de sorte qu'il lui était impossible de marcher.

Un traitement de six mois, dirigé par les professeurs et médecins de l'Hôpital-Général de Bragne, n'avait eu d'autre résultat que de le renvoyer comme incurable. Des Médecins homæopathes l'avaient aussi traité sans avoir eu plus de succès. A cette époque, M. le comte Wesphalen fit connaître vos pilules dans notre contrée, et comme le malade désirait prendre ce médicament, il lui fut procuré par un des amis de l'humanité. Bientôt une démangeaison générale se déclara sur tout le corps, et au moindre frottement contre la peau un liquide sanguinolent s'en écoulait. Les sueurs et les selles devinrent plus abondantes et amenèrent une amélioration sensible. Les plaies diminuèrent, ainsi que l'engorgement des jambes. Aujourd'hui, après l'usage de la neuvième boîte de vos pilules, le jeune homme se trouve si bien qu'il peut s'occuper des travaux d'horticulture. Le Médecin homæopathe qui l'avait traité déclare que ce sont seulement vos pilules qui l'ont rétabli; aussi ce cas de guérison a causé ici tant de bruit, que les 50 boîtes envoyées dernièrement par vous sont déjà terminées, et que je dois instamment vous prier de m'en expédier une bonne provision. Recevez, etc.

Bernard WEISS, conseiller municipal.

Kulm, près Teplitz, le 26 octobre 1857.

Hermann BECKER, maître d'hôtel du comte de WESPHALEN.

Paroisse de KULM, le 2 novembre 1857. Joseph HAMPEL, curé.

Je certifie que Guillaume Litzner, souffrant depuis longues années de la goutte, a été complétement guéri par l'usage des pilules du docteur

*Mathias Lang*, de Munich; il avait été soumis à divers traitements, mais tous étaient restés infructueux.

C'est ce que je viens affirmer.

L. S. Sonesdorf, près de Dresde, 20 octobre 1857.

Charles ZEIS, curé.

Je déclare que mon épouse, qui souffrait depuis longues années de la goutte et de douleurs rhumatismales, a été guérie radicalement par les pilules du docteur *Mathias Lang*. Elle avait essayé plusieurs traitements, mais tous sans succès. Je souffrais moi-même du bras droit d'une espèce de paralysie; tout cela a disparu parfaitement bien.

C'est ce que j'atteste sur ma conscience et du fond du cœur.

Grossenhaïn, royaume de Saxe, le 14 février 1858.

Albert AREDT, greffier.

Marie-Anne Albus, âgée de 22 ans, souffrait depuis longtemps de douleurs aux pieds; plus tard il y survint des plaies avec suppuration abondante. Plusieurs traitements furent essayés, mais tous échouèrent. Les pilules du docteur *Lang* ont seules réussi parfaitement bien et en peu de temps; elle vaque maintenant à ses affaires sans difficulté aucune.

Je puis citer aussi un autre cas de guérison qui prouvera encore une fois l'efficacité de ces pilules.

Un enfant d'ici, âgé de 4 ans, était atteint d'une fièvre typhoïde. Il se développa, pendant la maladie, une carie à la mâchoire inférieure. Les os attaqués furent enlevés à plusieurs reprises, mais la maladie ne disparut pas. Une foule d'autres médicaments furent employés, mais tous restèrent sans effet, au point qu'on désepérait de la guérison.

Ce n'est qu'alors que l'emploi des pilules du docteur *Mathias Lang* fut mis en pratique; à la troisième boîte, le mal avait disparu tout à fait. L'enfant se porte maintenant à merveille.

C'est ce que je puis affirmer sur mon honneur et conscience.

Fait à Biéringen, Ob. Harb., 23 avril 1858.

K. ZIMMERMANN, curé.

---

Le prix des pilules du docteur *Lang* est fixé comme ci-dessous :

**En Allemagne,**

La boîte de 60 pilules se vend. . . . . . . . . . . . . . . . 2 fr. 50 c.
La demi-boîte de 25 pilules se vend. . . . . . . . . . . . 1 25

**A l'Étranger,**

La boîte de 60 pilules se vend. . . . . . . . . . . . . . . . 3 fr. » c.
La demi-boîte de 25 pilules se vend. . . . . . . . . . . . 1 50

**Le Dépôt général, pour la France et les Colonies, est chez MM. BELUGOU Frères, Pharmaciens-Droguistes à Montpellier (Hérault).**

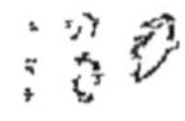

www.ingramcontent.com/pod-product-compliance
Lightning Source LLC
LaVergne TN
LVHW052040160826
845678LV00003B/1445